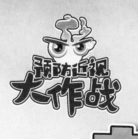

预防近视
大作战

永不结束
的游戏

THE
NEVER-ENDING GAME

[澳]莫·迪拉尼　　[新加坡]吴慧慧 / 著

[新加坡]刘远星 / 绘　吴俊秀 / 译

云南出版集团　晨光出版社

图书在版编目（CIP）数据

永不结束的游戏 / （澳）莫·迪拉尼，（新加坡）吴慧慧著；
（新加坡）刘远星绘；吴俊秀译. — 昆明：晨光出版社，2020.4
（预防近视大作战）
ISBN 978-7-5715-0535-6

Ⅰ. ①永… Ⅱ. ①莫… ②吴… ③刘… ④吴… Ⅲ.
①近视—预防（卫生）—少儿读物 Ⅳ. ①R778.101-49

中国版本图书馆CIP数据核字(2020)第044950号

著作权合同登记号：图字：23-2019-63号　23-2019-64号　23-2019-65号

永不结束的游戏

YONG BU JIESHU DE YOUXI

[澳]莫·迪拉尼　[新加坡]吴慧慧 / 著
[新加坡]刘远星 / 绘　吴俊秀 / 译

出版人　吉彤

策　　划　吉彤　温翔
责任编辑　罗永强
装帧设计　唐剑
责任校对　杨小彤
责任印制　廖颖坤
邮　　编　650034
地　　址　昆明市环城西路609号新闻出版大楼
出版发行　云南出版集团　晨光出版社
电　　话　0871-64186745（发行部）
　　　　　0871-64178927（互联网营销部）
法律顾问　云南上首律师事务所　杜晓秋

排　　版　云南安书文化传播有限公司
印　　装　昆明滇印彩印有限责任公司
版　　次　2020年5月第1版
印　　次　2020年5月第1次印刷
书　　号　ISBN 978-7-5715-0535-6
开　　本　145×205mm　32开
印　　张　5
字　　数　100千
定　　价　25.00元

晨光图书专营店：http://cgts.tmall.com/

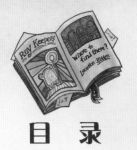

目 录

机器故障

永不结束的游戏

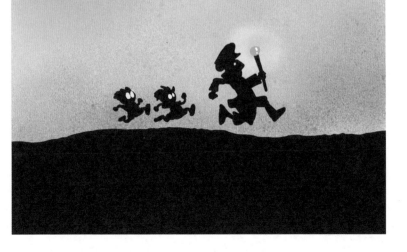

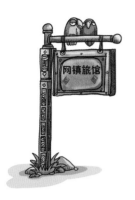

第一章
一片混乱

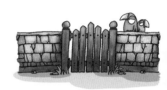

　　嗨，孩子们，我收到了费迪南德夫妇的求助。他们的儿子赞德失踪三天了！从他床下找到了一张海报，我们发现这又是近视眼魔王在捣鬼。于是，我和双胞胎兄弟来到了网镇。

　　双胞胎和我一起在网镇旅馆住了下来，他们继续训练自己对游戏的自控力。

　　我叮嘱他们不要沉迷于游戏，一定要轮

流玩，训练自己的自控力。同时，不要忘记用好视力秘方点亮宝球。

泽是玻璃屏幕游戏的小能手，他先玩了起来。

当轮到泽德玩游戏时，泽把玻璃屏幕递给他，并解释道：

"我们必须先通过每一关，最后击败守门人，才能收集到魔法宝石。我们需要十块魔法宝石才能打开无限之门！"

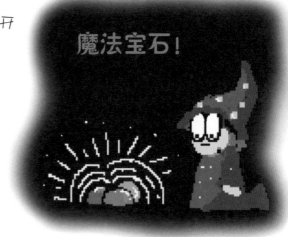

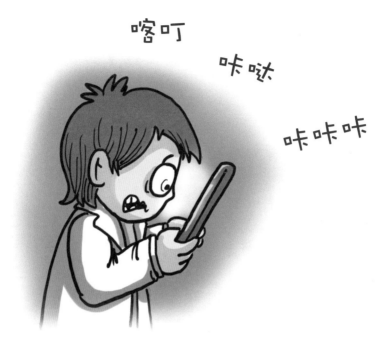

“哇！太好玩了！”泽德惊呼道。

“泽德，别忘了你的自控力！你要控制游戏，千万别让游戏控制了你！”我有点儿担忧地喊道。

可是，泽德根本不搭理我。

"耶！我升级了！我已经拿到第九块魔法宝石了！"

他欢呼着从座位上跳了起来。

"你在干嘛！"泽警告他的哥哥，"快休息一下你的眼睛，轮到我玩了！然后我们还要和教授一起出去散步，去室外！"

"不！"泽德气愤地涨红了脸。

"我马上就可以通关了！就差最后一块魔法宝石了！"

　　我震惊地看向手中的宝球。它变红了，因为它感应到了泽德因不能继续玩游戏而产生的愤怒。

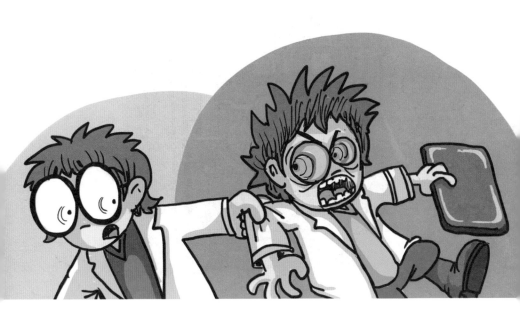

"行了！停下来吧！是时候把玻璃屏幕收起来了。我们到室外去！"我用手拍了拍泽德的肩膀。

就在这时，泽德拿到了第十块魔法宝石，打开了游戏的"无限之门"。

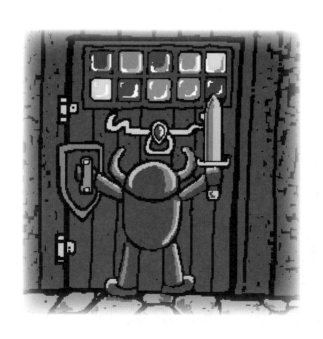

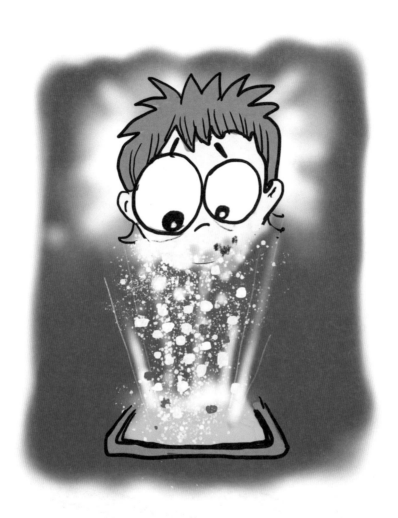

可怕的是，他开始变成颗粒状。

就像游戏里的图片一样分解成了碎片。

我紧紧地拽住泽德，但我自己也开始分解了！

泽拼命地拽住我的衣角，结果他也被分解了！

我们全都被卷入了"永不结束的游戏"中。

咻！

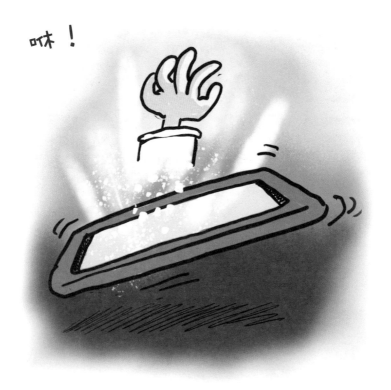

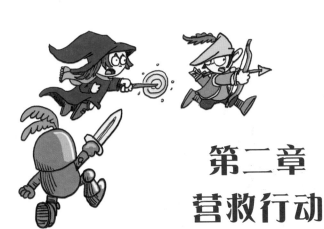

第二章
营救行动

我们真的掉进游戏里了。

"喂！嘿！看招！"

"啊呀呀呀呀呀！"

我们四周都是打斗的声音。

我看到很多小孩从我们身边跑过，却没

看到泽德。

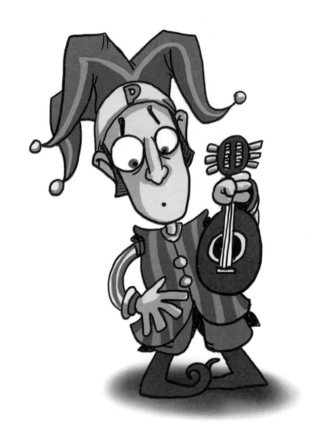

我在游戏中的身份是流浪小丑普拉诺瓦。

我看了一眼泽，他居然成了大魔术师阿
拉萨泽？！

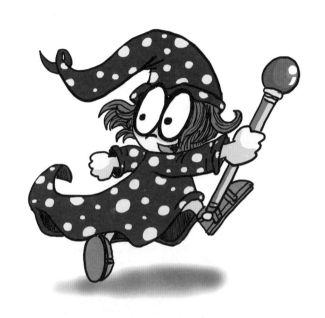

泽大笑着，跑在前面。

"快跑，我们必须活着找到泽德！"他

大喊。

噌！

不知从哪窜出来一位骑士，他朝我挥舞着叉子！

"我是铠甲骑士：赞德普拉诺瓦！接招吧！"这位骑士大叫着。

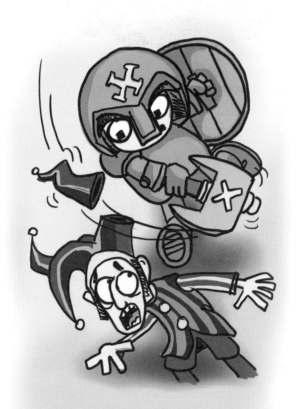

"等等，年轻人！你知不知道你身在游戏中，这一切都不是真的？"我说。

赞德并没有停止攻击。

我冲向泽，拉着他赶紧跑！

我们必须找到泽德！

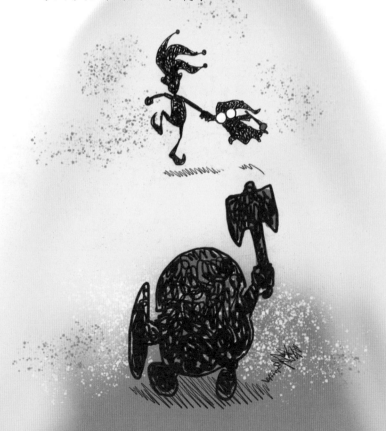

然后我们直冲冲地跑向了攻击者泽德塔尔。

　　他没有认出我们是谁！

　　泽灵机一动，抓起我的宝球，用魔法点亮了它。

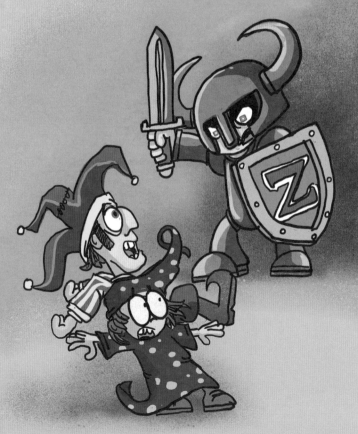

"泽德，是我！"泽急切地说，希望他
哥哥能反应过束。

　　泽德愣了一下，但很快又面无表情，并
且举起了武器。

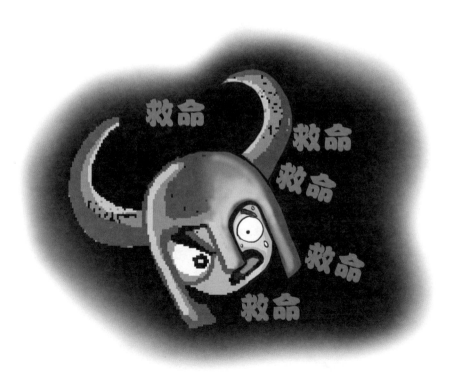

"泽德！"我高喊着，"想想你是怎么挽救摩克镇居民和彩虹崖龙族的！想想你的自控力！"

　　当泽德听到我说自控力时，他终于放下了武器。

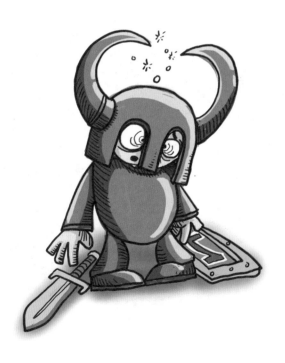

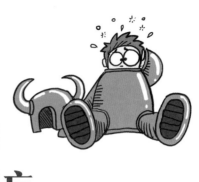

第三章
第四种配方

　　"教授！泽！嗯？这个，那个！你们在这儿做什么？"泽德似乎完全不记得发生了什么。他终于恢复了正常，我们激动地抱住了泽德。

　　"我们要把你和网镇的孩子们都救出去！"泽赶紧告诉他的哥哥。

"我知道怎么办!" 泽德一边说着一边向前跑去。

我们要彻底地阻止近视魔王!

泽德带着我们来到一个大瀑布前,它就位于游戏中小岛的边缘。

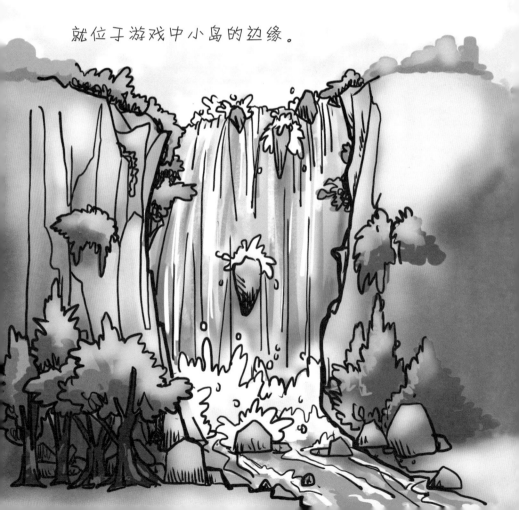

他轻而易举就找到了进入瀑布的密道。

"这就是我总被困住的地方。凭我一个人的力量，永远也无法打败大魔头，别的孩子也一样。"泽德说。

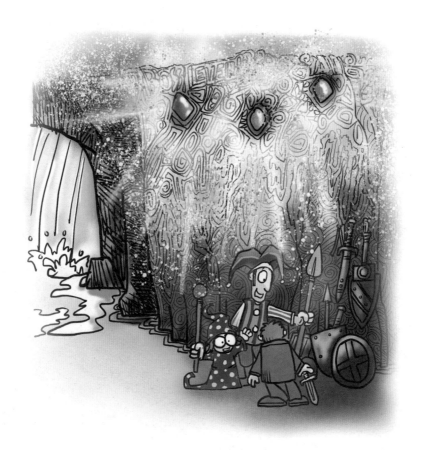

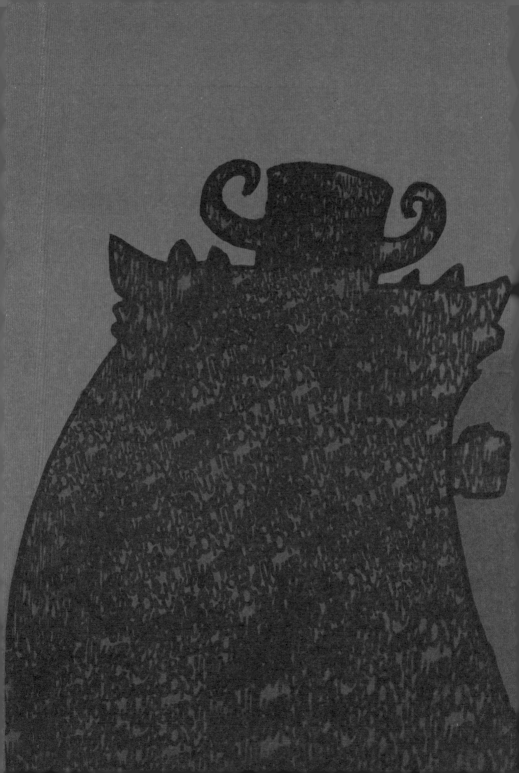

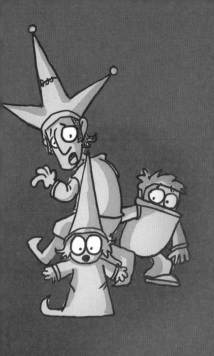

这时，大魔头出现在我们面前。

"你们！爱找麻烦的双胞胎！还有普拉诺！你这个爱管闲事的家伙！"

他就是近视魔王！

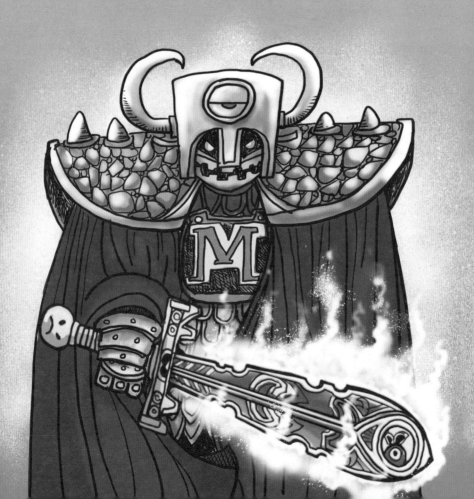

泽德低声说："他的剑叫黑暗使者，威力强大！教授，准备好你的宝球！"

"冲啊！"泽德和泽齐声大喊，一起向近视魔王发起攻击。

泽德挥剑，泽举长矛。但是，近视魔王的黑暗使者剑一出，就把他俩的武器击了个粉碎。

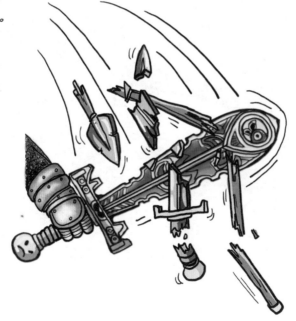

当我冲过去帮助双胞胎兄弟时，近视魔
王掏出了他的游戏控制板，疯狂地敲击按键。

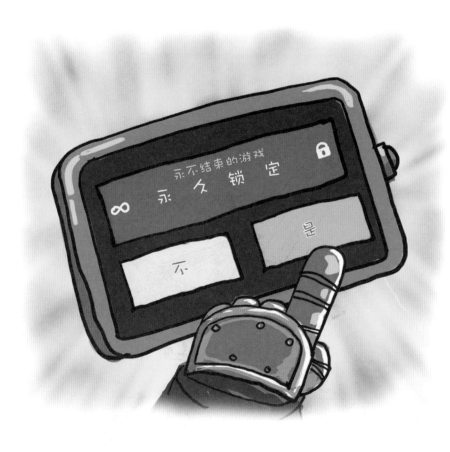

嗖！嗒！嗒！

"我要锁定游戏。没人能敌得过我的黑暗使者，你也做不到！你们所有人都会被永远地封锁在这里！"

游戏锁定，60秒倒计时开始。

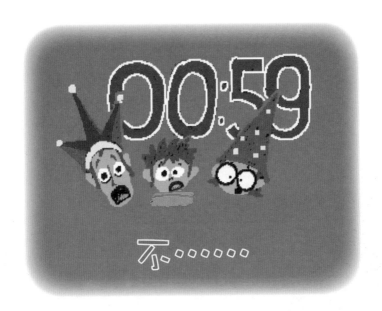

现在，唯一的办法就是在游戏进入封闭状态前逃出去！

"你的计划不会得逞的！"我大喊。

我点亮宝球，冲向近视魔王。

近视魔王举起他的黑暗使者剑攻向我，当它靠近我的时候，我的宝球变成了环绕着我的盾牌。

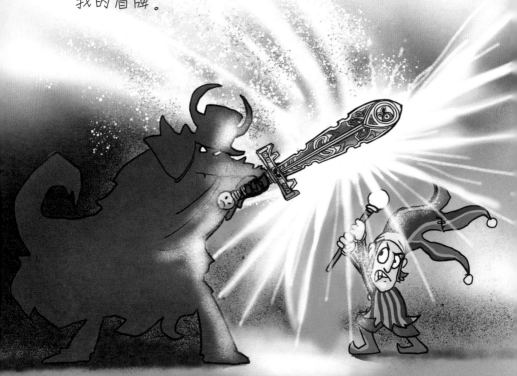

近视魔王在盾牌的冲击下摔倒了。

"休息眼睛！保持距离！拥抱户外！"
双胞胎大喊。

有了双胞胎超能力的帮助，我的蓝色盾
牌变得更加坚固，把我们保护得更好了。

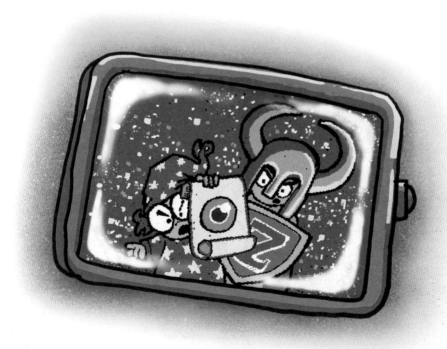

可是近视魔王很快站了起来。

时间在不停流逝！

泽和我一起看着泽德，是时候测试好视
力秘方中的第四种配方了。

泽德会心地点了点头。

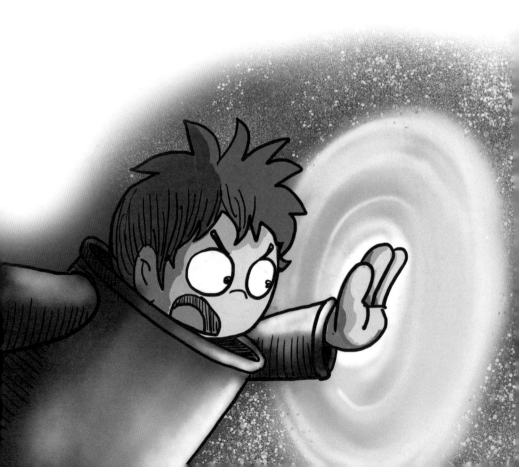

他冲向近视魔王，大喊："自控力！我现在就停止玩游戏！"

泽德的自控力瞬间把近视魔王手中的黑暗使者剑击得粉碎！

"怎么会……？"近视魔王惊恐而困惑地哀号着。

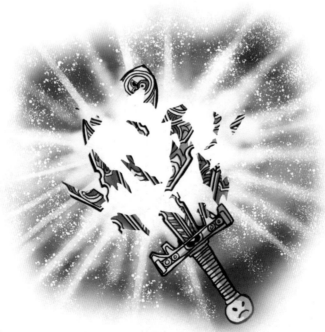

"哇哦!"泽兴奋地欢呼起来。

"我们成功了,泽德!"

这个永不结束的游戏闪烁着微光从我们身边消失了。我们发现自己安全地回到了网镇。

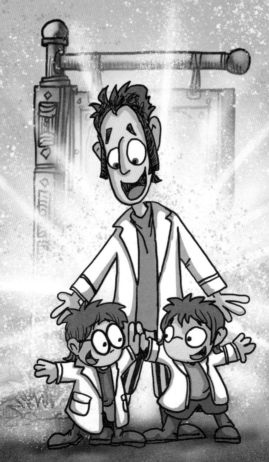

泽德和泽跑到室外去看其他孩子。

他们都从家里出来了，我们看到赞德正和他的父母在一起。

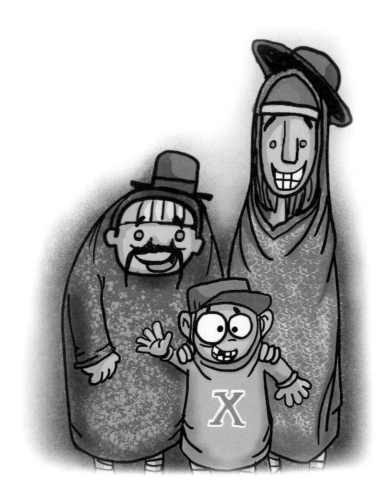

他认出了我们，赶紧跑过来。

"你们救了我！"他欢呼道。

"是的，这次是我们救了你，但其实你有能力救你自己。"我开心地说。

"只要你在使用玻璃屏幕时坚持培养控制自己的能力，你就会永远拥有自控力！"

泽德十分赞同地拼命点头。

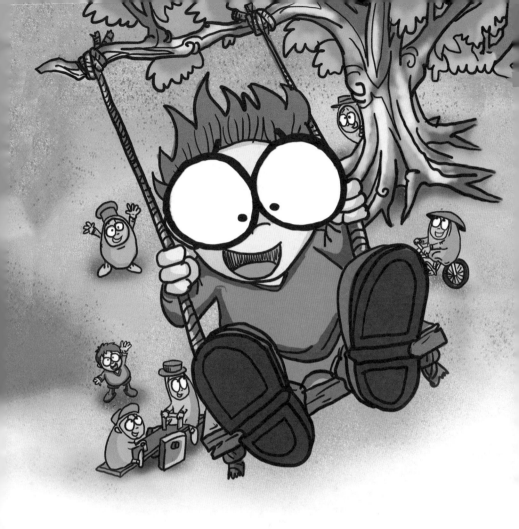

　　"大家快过来！"泽在运动场上挥手，

让大家过去，一起参加盛大的庆祝会。

　　"聚会开始！"

网虫的袭击

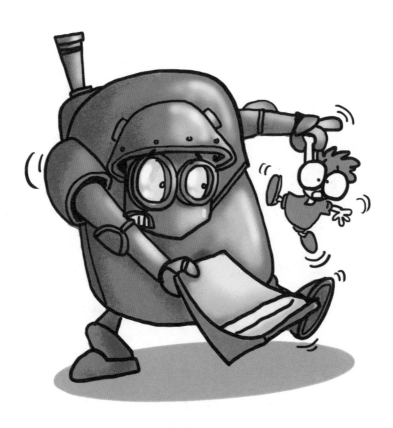

第一章
坏消息

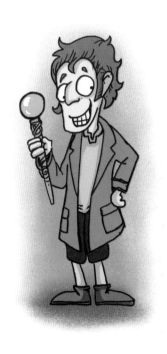

嗨，孩子们，就在前不久我们又一次击败了近视眼魔王的阴谋。同时，我的好视力秘方取得了非常重要的进展！

经过几个月的测试，我现在知道如何使它的威力更强大了。

"嗨！我是泽德，我有了了不起的奇妙超能力！"

泽德是双胞胎中（有点儿爱自夸）的哥哥，他喜欢看书，也喜欢室外。

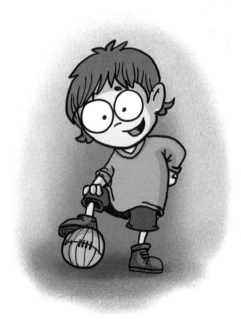

"哥哥的意思是我们每天都练习好视力秘方：保持距离、休息眼睛、拥抱户外。我们叫它双胞胎魔法！"

这是泽，他总是戴着眼镜。泽喜欢阅读，也喜欢用玻璃屏幕玩游戏。

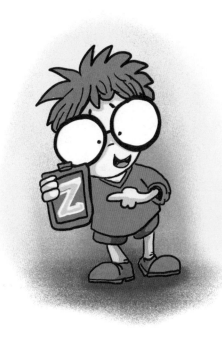

普拉诺教授的
好视力秘方

保持一定距离

眼睛与书本或设备的距离至少
30cm。

适量休息时间

用眼30分钟，请休息一次。

大量户外活动

确保每天在户外的时间不少于
2小时！

自控力

自我控制，做正确的事。

泽继续说：“我们发现练习好视力秘方的次数越多，自控力就越强！”

　　而且，自控力越强，好视力超能力就越强！

　　其实，自控力就是一种自我控制、时刻保持清醒的能力。

"说得没错！近视魔王把我们困在永不结束的游戏中，自控力是我解救大家的唯一方法！"泽德回忆说。

这也是我们阻止近视魔王变得更强大的方法。

他想要的就是让大家一直待在室内沉浸在玻璃屏幕中。

嗡！嗡！

看！此时双胞胎的自控力让我的宝球更亮，威力更强了！

并且，只要周围有任何损害好视力的东西出现，我的宝球就会变红。

以后，不管近视魔王要什么花招，我都可以应对自如！

"报纸！"

门外传来叫喊声。

泽德跑出去拿回今天的摩克镇先驱报，认真读起来。

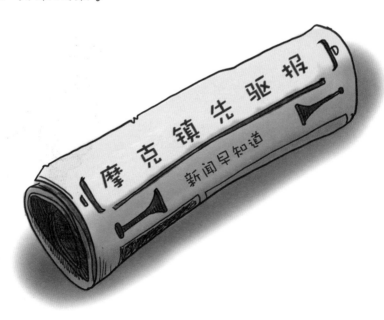

网虫袭击树维镇

光天化日之下，树维镇的居民又一次遭遇网虫的袭击。现在，人人自危，只能待在室内。

目击者都说网虫看起来很吓人，让人胆战心惊、不寒而栗。

树维镇镇长号召大家不要出门，待在屋里工作、学习、玩玻璃屏幕。

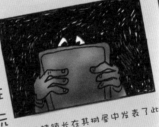

树维镇镇长在其树屋中发表了此番声明。

摩克镇的名字有待更改

"现在我们的天空明朗，摩克镇这个代表浓雾的名字已经不适合这里了……"

"等一下，这些听起来像是……"泽嘀咕道。

"近视魔王想要的！"泽德补充说。

"我们需要尽快赶到树维镇！"我一边说一边打包自己的东西。

"新的摩克镇穿梭机已经准备就绪！"

泽拉起他的哥哥快速往家跑，收拾这次出行的行李。

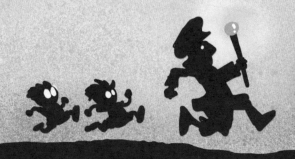

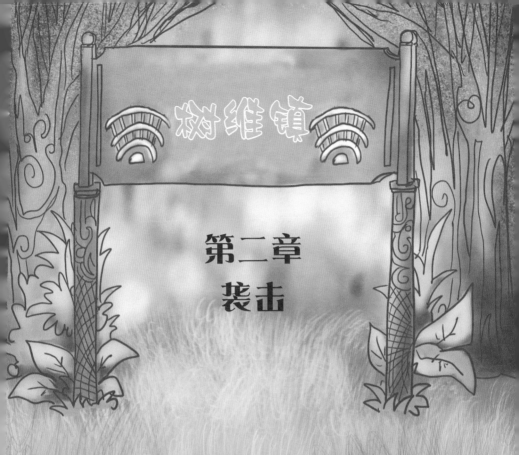

第二章
袭击

有摩克镇穿梭机的帮助，我们第二天就

赶到了森林的入口，这里可以通向树维镇。

从这里开始，我们只能步行前进了。

我们一直用玻璃屏幕上的地图导航，就在我们离树维镇很近的时候，泽德突然停下来喊道。

"哎呀！我们今天还没有练习好视力秘方！"

"啊呀！你说的对。泽埋头看地图的时间已经超过30分钟了！"我看了看手表说道。

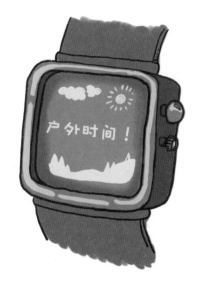

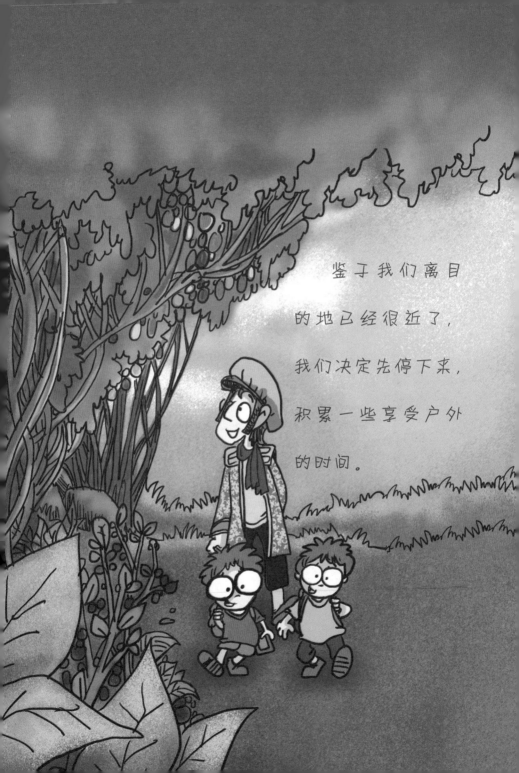

鉴于我们离目
的地已经很近了，
我们决定先停下来，
积累一些享受户外
的时间。

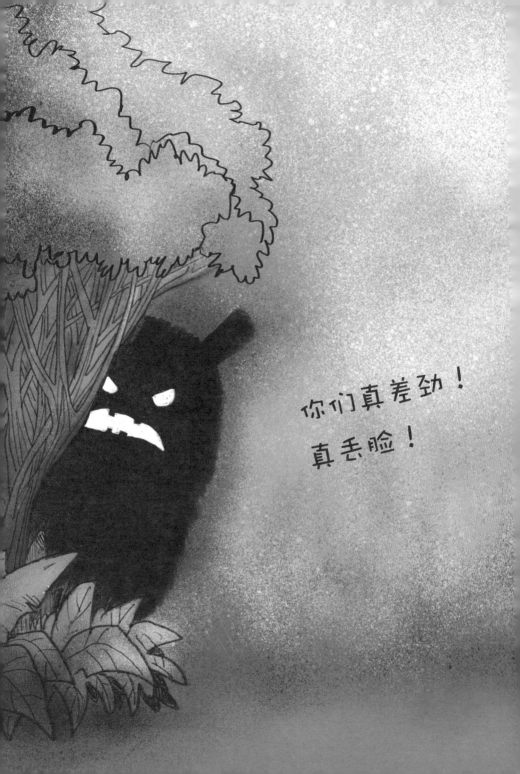

"什么东西，软糖豆……？"

泽德回头看看自己的身后。

我还没看到它们，就已感觉到了周围的

寒冷和压抑。

"唭呀呀呀呀！"泽看到我们面前的可

怕怪物时，吓得都快

灵魂出窍了。

网虫！

快跑！

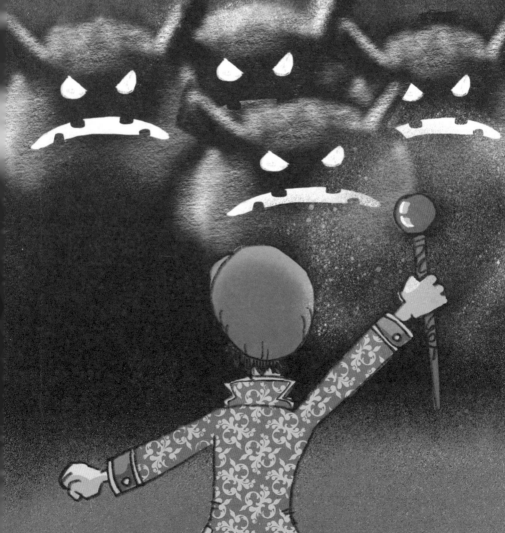

网虫在我们后面缓慢地移动着，朝我们骂着脏话！

我停下来，因为我不想再逃了。我拉住双胞胎，让他们躲到我身后。

网虫团团围住了我们，我心中的沉重悲凉之感让我很难受。

泽德和泽紧紧贴着我，他们已经吓得双手冰凉，直冒冷汗。

我低头看了看我的宝球，因为网虫的袭击，它已经变红了。

我感觉到宝球的力量已经很微弱了，我要尽力点亮它……

"真可恶！你们这些让人厌烦的家伙！滚开！"

一位看起来凶巴巴的老妇人从树丛中冲出来，手里举着一把大扫把！

"走开！你们别想吓我！"

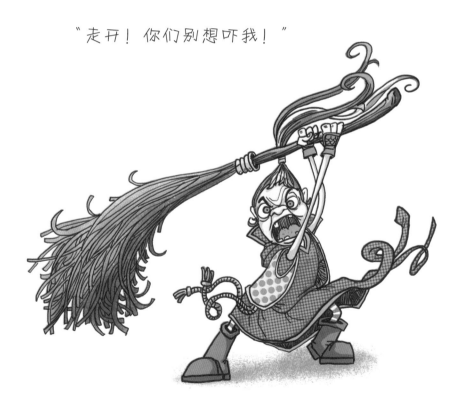

离我最近的网虫眼里闪烁着恐惧。

突然，这群长相奇怪的怪物都逃回了它们刚刚出现的树丛里。

"谢谢您救了我们。"我开口说。

"你一定就是菩拉诺教授！"老妇人抿嘴一笑，继续高声说话。她可能听力不太好。

"还有，噢！有名的双胞胎兄弟！

你们好，我叫马萨林！"

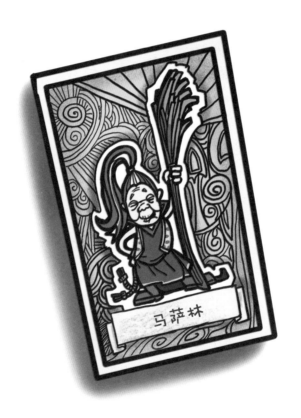

马萨林

她弯下腰，用力地拥抱了泽德和泽。

第三章
树维镇

事情变化太突然了,我们一时说不出话来。

泽抬头看着我,小声说:"我分不清那些怪物和这位大嗓门的老妇人谁更可怕啦!"

我大笑起来。

网虫的袭击让泽德和泽受到了严重的惊吓,这会儿终于放松点了。

很快，马萨林大声地告诉我们她要带我们去她家喝茶。

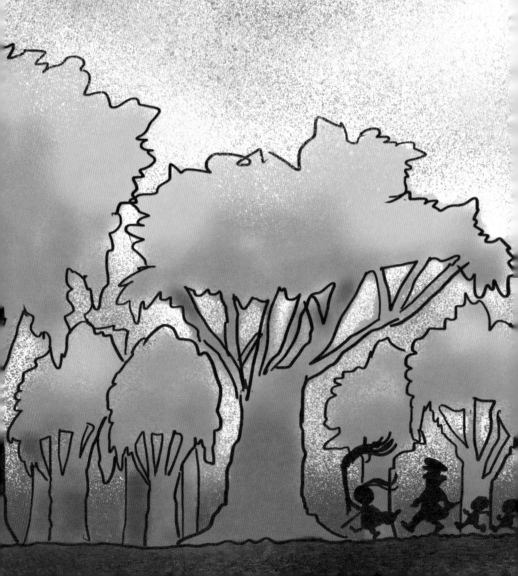

一路上，我们连个人影儿都没有看到。

天空泛着怪异的粉色，似乎连太阳光都很难照进这片原本清爽的森林里了。

网虫已经把这里变成一个阴冷而悲凉的地方。

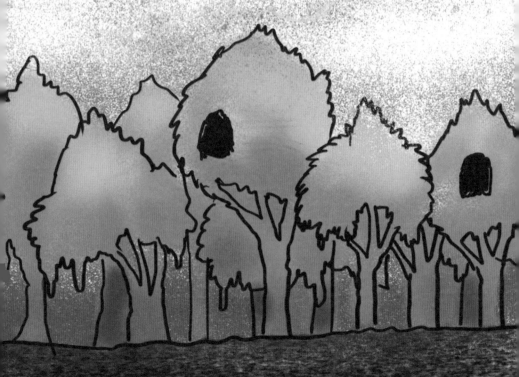

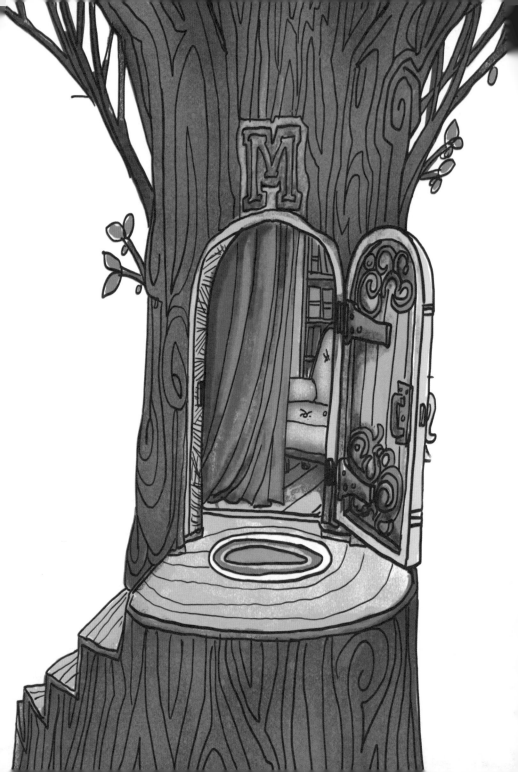

马萨林在一棵大树前停了下来，然后走到它的后面。只见一段刻在树干里的楼梯出现在我们面前，我们沿着楼梯，走进了她的树屋。

"奶奶！"

一个小男孩和一个小女孩站在门边，他们看起来很难过！

马萨林戴上了她的助听器，这样她就能听清我们说话了，然后她向我们介绍了两个孩子。

"这是我的孙子托弗尔，这是我的孙女凯西。他们的爸爸妈妈把他们送到我这里躲避网虫。"

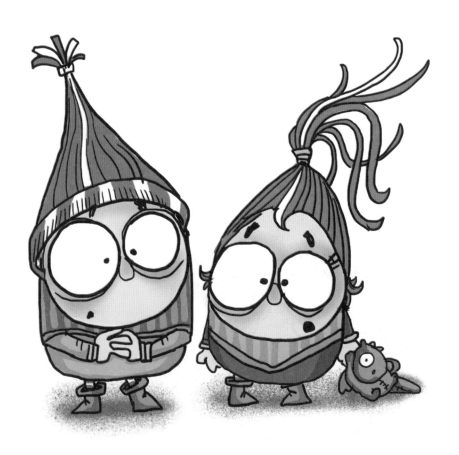

我们坐下来聊天，以便了解更多的情况。

马萨林给我们端来了
甜菜根茶和西梅烤饼。泽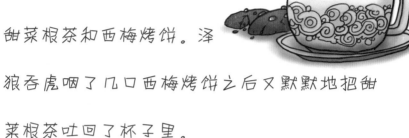
狼吞虎咽了几口西梅烤饼之后又默默地把甜
菜根茶吐回了杯子里。

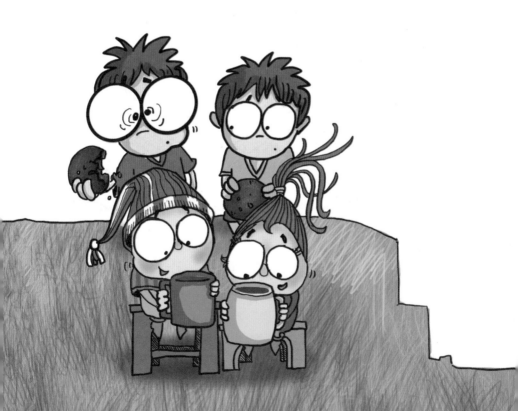

泽德翻了个白眼，可能是因为弟弟浪费了天然的维生素C。

马萨林开始向我们讲述这件事情的经过。

"树维镇的人们本来都热爱广阔的户外。我们大多数人都用玻璃屏幕，也都听说过你的好视力秘方——保持距离、休息眼睛、拥抱户外——我们都愿意练习这个秘方。

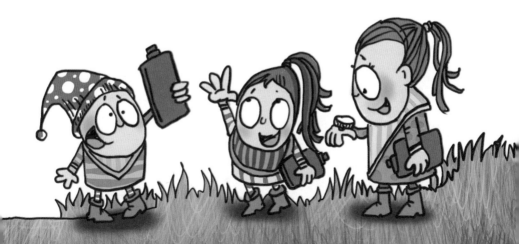

拓弗尔有些激动。

"但是现在，我们再也不敢去户外了，因为努力练习好视力秘方，我们受到了袭击！"

小凯西哭了起来。

"真的非常非常吓人！我再也不能去学校了，我只能通过玻璃屏幕跟老师和朋友们聊天，太可怕了！"

叮！

拓弗尔看了看他的玻璃屏幕，然后用手滑开了收件箱。

他的脸色突然变得很难看。

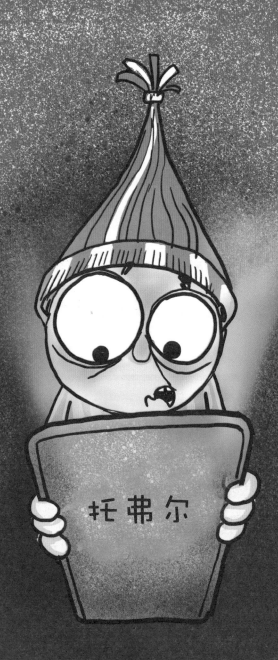

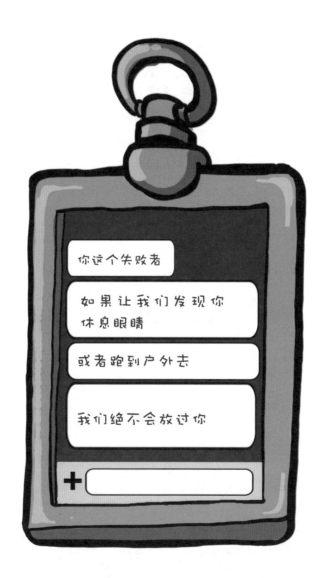

第四章
陷阱

读了拓弗尔收到的邮件后，马萨林更加担忧了。

拓弗尔拉着她的胳膊说："奶奶，不要担心我们，我们不会练习好视力秘方了，我们就乖乖地整天待在室内！"

近视魔王让人们整天对着玻璃屏幕，对于他所做的事，我感到越来越愤怒。

泽德表现出一副大哥哥的样子，开始对我们讲话。

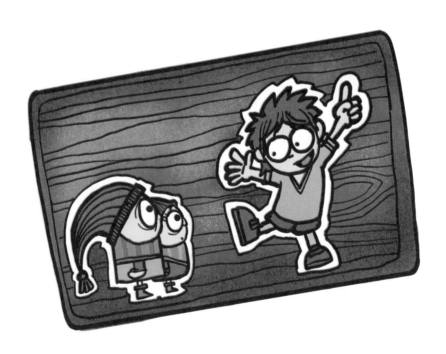

"听着，拓弗尔、凯西，你们应该还没听说过自控力，这是普拉诺教授的最新发现。"

泽也打起了精神。

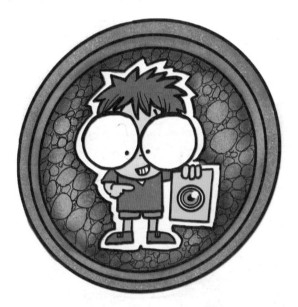

"是的，自控力就是进行自我控制、保持头脑清醒，就是坚定决心做正确的事情。这是好视力秘方中最强大的配方！"

"这群网虫就是以多欺少。一定是近视魔王雇佣了它们，它们才会恐吓到户外的人们。"我解释说。

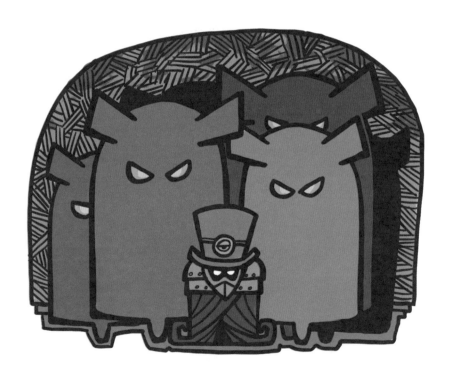

"这样，人们只能整天待在家里，通过玻璃屏幕和外界交流。这正是近视魔王想要的！如果近视魔王得逞了，他就会变得更加强大！"

我已经在脑海中构想出了行动计划。

既然网虫反对使用好视力秘方，那我相信使用好视力秘方是唯一的回去办法了。

我让泽用他的玻璃屏幕发布一条公告。

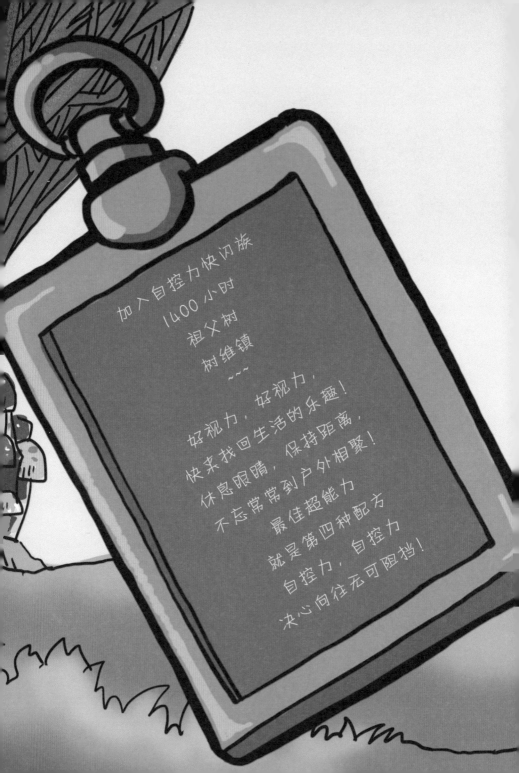

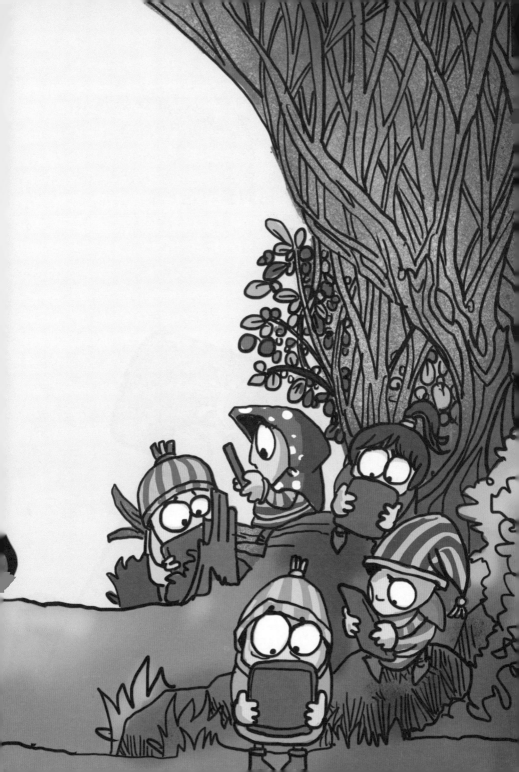

我知道近视魔王和网虫们都能在玻璃屏幕上看到这条公告。

我们要设计一个陷阱抓住他们!

泽按下了"发送"键。

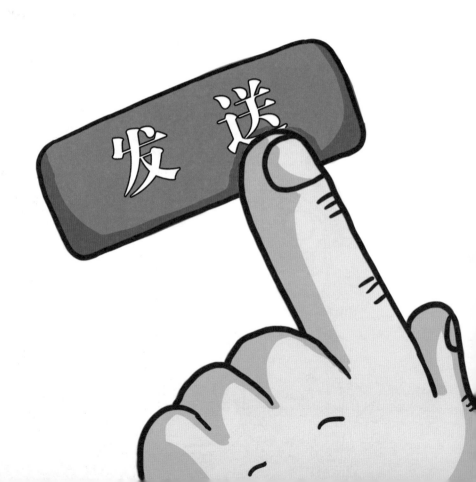

第五章
话语大战

　　泽德和泽用晚上的时间与扶弗尔和凯西的几个朋友面对面聊天。

　　他们也收到了骂人的邮件和粗鲁的信息，都在警告他们不要使用好视力秘方。

　　他们已经受够了这种恐吓。

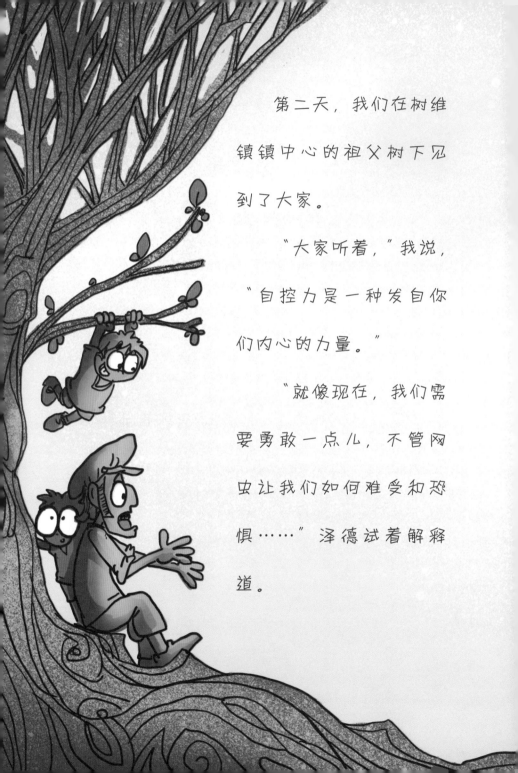

第二天，我们在树维镇镇中心的祖父树下见到了大家。

"大家听着，"我说，"自控力是一种发自你们内心的力量。"

"就像现在，我们需要勇敢一点儿，不管网虫让我们如何难受和恐惧……"泽德试着解释道。

"我们都应该坚信练习好视力秘方才是正确的事！" 泽补充道。

当钟声敲响，一种熟悉的压抑感觉向我袭来。

我知道孩子们也感觉到了，因为他们有人在颤抖。

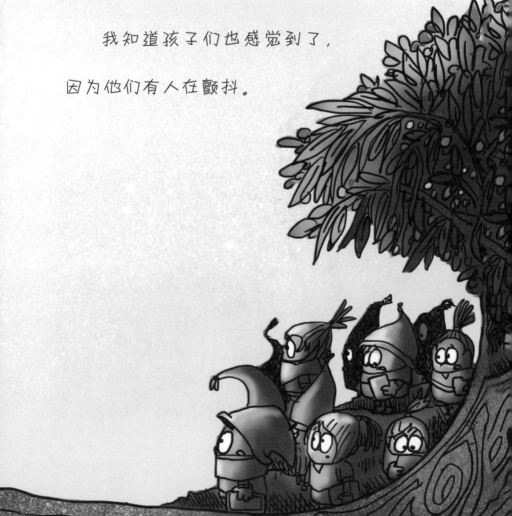

"又是你！"近视魔王来了。

"普拉诺！你什么时候才能学会不管闲事？"他朝我大吼。

"保护视力，就是我的事。"我说道，我绝不会让他得逞。

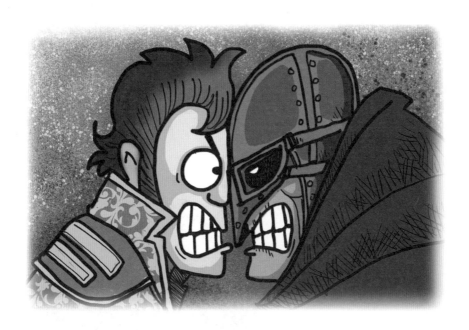

近视魔王面目狰狞，转头召集他的网虫
们。

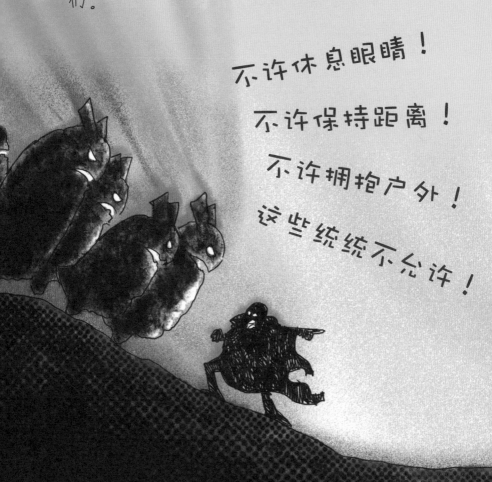

不许休息眼睛！
不许保持距离！
不许拥抱户外！
这些统统不允许！

我点亮宝球，不想被他们影响。

"休息眼睛！保持距离！拥抱户外！"
双胞胎大喊。

网虫们迟疑地后退了几步。

"快上啊，你们这群胆小鬼！攻击他们，
阻止他们使用那个烦人的秘方！"近视魔王
朝网虫大喊大叫，"继续用你们的口号阻止
他们！"

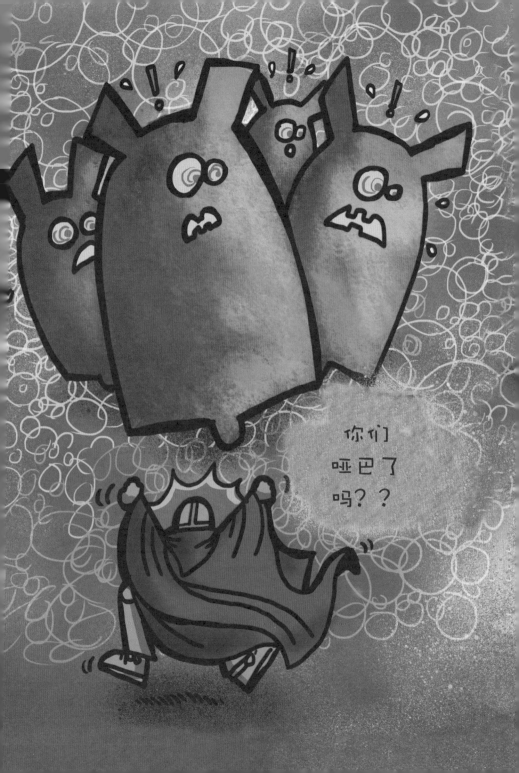

突然，泽不顾网虫们的恐吓，勇敢地冲向了它们。

泽德知道他要做什么！他也冲向网虫，尽管它们还在说着那些烦人的话。

大家见状，都非常震惊。凯西吓得捂住了眼睛。

"自控力！别想用话语恐吓阻止我！"泽德大喊。

"自控力！你们这些傀儡，我可以自我控制、保持清醒，你们不能！"泽大喊。

网虫们环顾四周纷纷害怕起来。他们失去了恐吓孩子的能力。

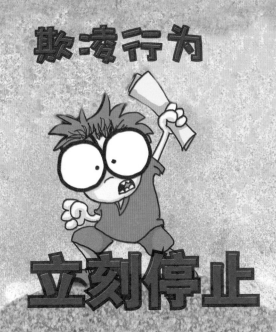

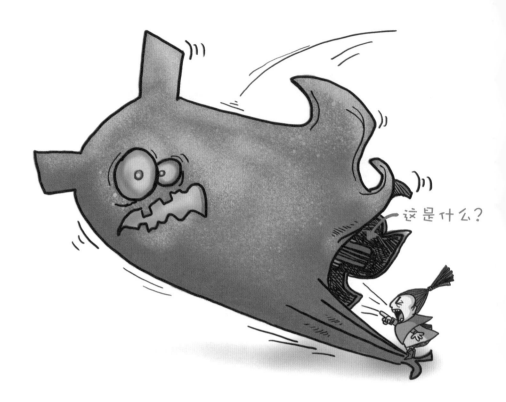

所有的孩子都群起奋战，大声呼喊：〝自

控力！〞

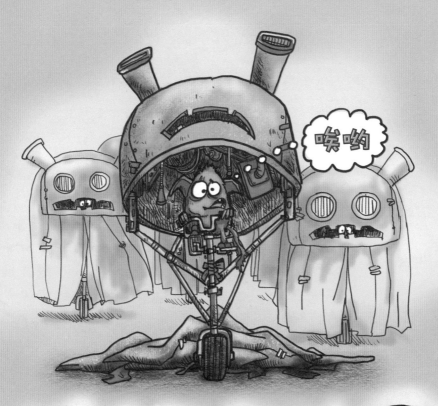

网虫们慌忙地朝近视魔王的身边逃去，

一次次把他撞倒。

"不！哎呀！不！哎呦！不！啊呀！

哎呦！"

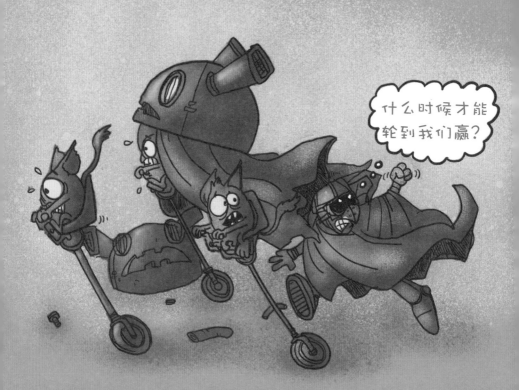

什么时候才能
轮到我们赢？

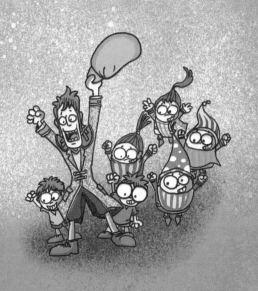

"哟耶！"泽德兴奋地喊道。

我们都欢呼起来！

"我们成功啦!"泽跑向拔弗尔和凯西,
他们现在都脸上笑开了花。

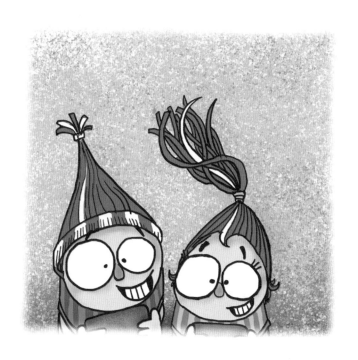

"总有一些坏网虫会让你难受和害怕。"
我对孩子们说。

"别忘了自控力，只要你们坚持做正确的事情，别人的话就不能伤害到我们！"

　　马萨林放下了她的扫把，也正眉开眼笑呢。

　　"走，我们再回去吃点儿西梅烤饼和甜菜根茶吧！好不好？"

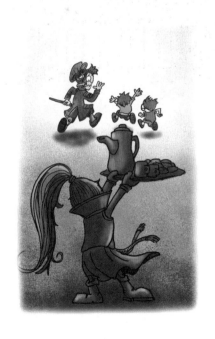

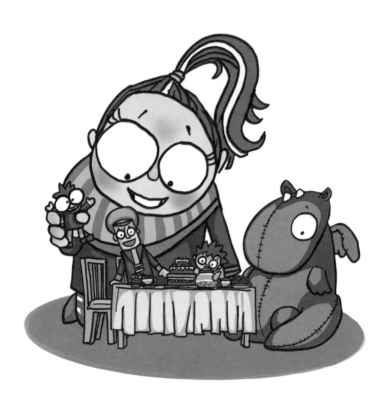

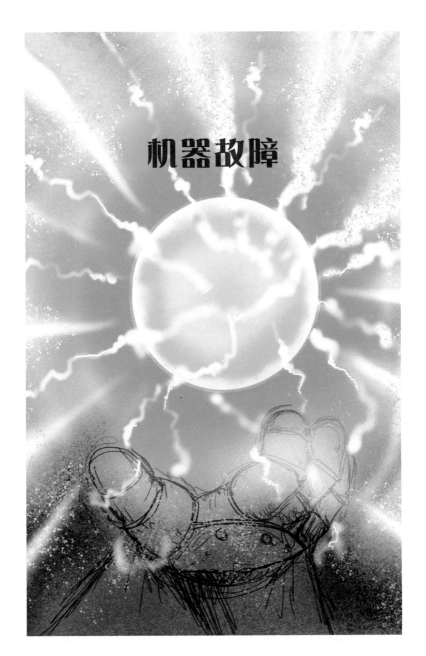

机器故障

第一章
奇怪的信息

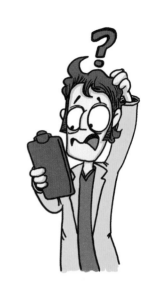

　　嗨，孩子们，我们终于赶走了树维镇里的网虫们。让树维镇的居民们能够放下手中的玻璃屏幕，重新来到户外，拥抱自然。我们还教会了他们使用"好视力秘方"。但是，我知道近视魔王还在计划着更多的阴谋。

　　我刚刚在玻璃屏幕上收到了一通SOS电话，但是线路突然被切断了！

"孩子们，你们知道SOS是什么意思吗？"我想考一考双胞胎兄弟。

"SOS？我知道！是搜一搜的意思。打电话来的那个人一定是想让我们帮他寻找什么东西吧。一定是这样的！"这是泽德，双胞胎中的哥哥，他喜欢在户外玩耍。

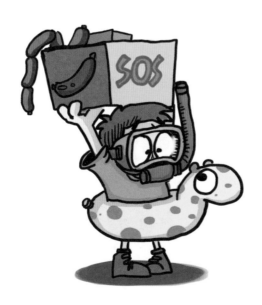

"不对，应该是帮一帮的意思！嗯，这个差不多！"这是泽，我们的技术能手，他一边质疑地朝哥哥翻白眼，一边在玻璃屏幕上查找 SOS。

"SOS 是一种求救信号，人们已经使用了一百多年。所以我们刚接到的是求救电话！"

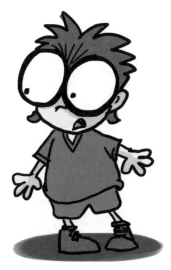

普拉诺教授的
好视力秘方

❖———◇———❖

保持一定距离
眼睛与书本或设备的距离至少
30cm。

适量休息时间
用眼30分钟，请休息一次。

大量户外活动
确保每天在户外的时间不少于
2小时！

自控力
自我控制，做正确的事。

泽德和泽每天都练习我的好视力秘方。

他们要确保不断提高自控力，这样当我与近视魔王对抗时，他们就可以帮我把宝球的威力变得更强。

近视魔王想让所有人都对玻璃屏幕上瘾，这样就能把大家困在迷雾中了！

幸运的是，好视力超能力也让我的宝球有了辨别力，每当周围出现破坏好视力的东西时，我的宝球就会变红。

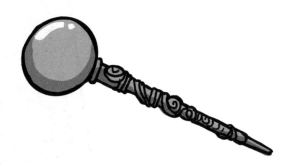

呼呼呼！

那个求救电话又打进来了。

有个叫80根的户主正努力通过玻璃屏
幕联系我。

"哎哟！"泽德、泽和我都冲去接电话，
不小心互相撞了头！

喀！喀！喀！

泽德成功接通了电话。

"你好！"

打电话来的是一个机器人。

"请问是普拉诺教授吗？我是霍根。"

霍根看上去曾经拥有过美好的时光。

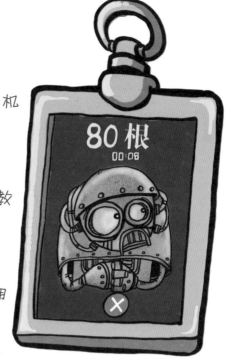

可是，现在它的金属盔甲已经生锈了，显得十分灰暗。

"救救我们……"

他说得很慢，感觉非常疲惫。

"快把我的毛绒怪玩具拿来！"

屏幕的那边传来一个低沉的声音。

霍根慌忙转过身去。

"遵命，近视主人！马上送来！" 霍根吃力地回应道。

听到近视魔王的名字，我大吃一惊。

这一次他竟然那么早就出现了！

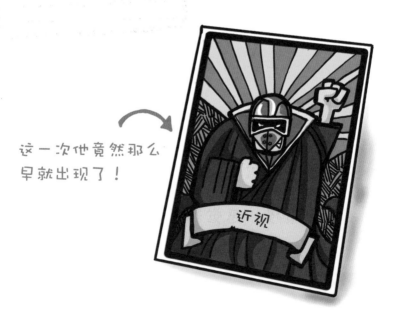

霍根背对着我们，偷偷地在屏幕上贴了

一张纸条。

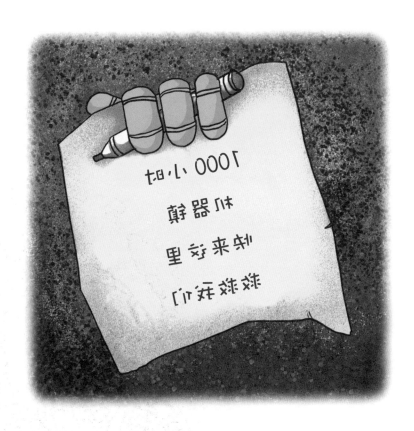

"喂？"我困惑地问道，"什么情况？"

砰！！！嘶！

这时，我们看到了令人惊恐的画面，霍根的耳朵里直冒烟。

它的指示灯面板上红灯闪烁着，不一会儿灯熄灭了。霍根摔向了屏幕。

嘟嘟嘟！

电话掉线了。

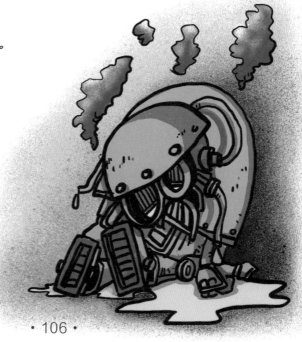

第二章
机器镇

"快！这事跟近视魔王有关，我们得赶紧出发！"我对泽德说，他正在翻看一张大地图。

"我找不到机器镇！"他焦急地喊道。

"不对，霍根说的会不会是欢乐镇？"泽德指着地图上的一个点说道。

我研究了一下地图。

"值得一试，我们走！"

我们坐上摩克镇穿梭机，一起赶往欢乐

镇！

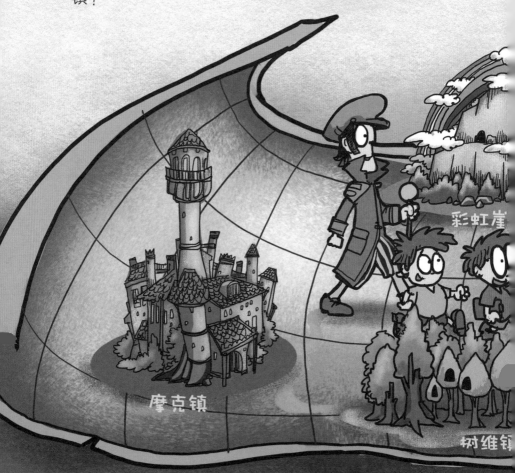

彩虹崖

摩克镇

树维镇

"泽德，你说得对！"泽说。

"霍根说的机器镇就是这个欢乐镇！"

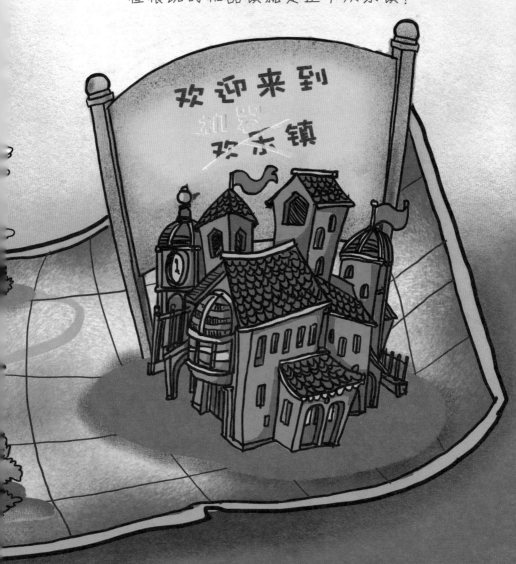

"不仅如此，"我补充说，"这里有东西正在破坏好视力。"

我的宝球已经发出了"愤怒的"红光。

喀叮！喀叮！

"什么……？"泽德惊呼道。

只见这里的每个人都不自己走路，而是坐在一个铲子里，由机器人抬着移来移去。

泽跑到他们中间。

"你好！请问你们乘坐的是什么？"

那个人茫然地抬起头，然后又低头继续看自己的玻璃屏幕了。

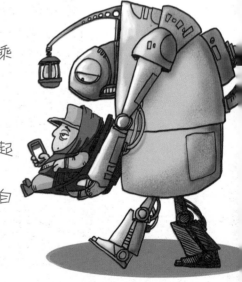

"哎呀！哎哟！"泽大叫。

一个机器人正把泽抱起来放进铲子里！

"不，不用了！我自己可以走，"泽惊

慌地喊道，"嘿！"

那个机器人还是拉着他不放。

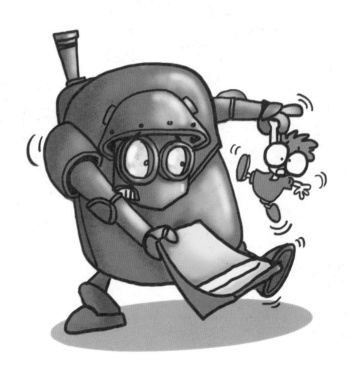

我环顾四周，看到另一个机器人正把泽

德抱起来！

"停！"我大喊，但此时我自己已经被

转向另一侧，也被放进了机器人仆人的铲

子里。

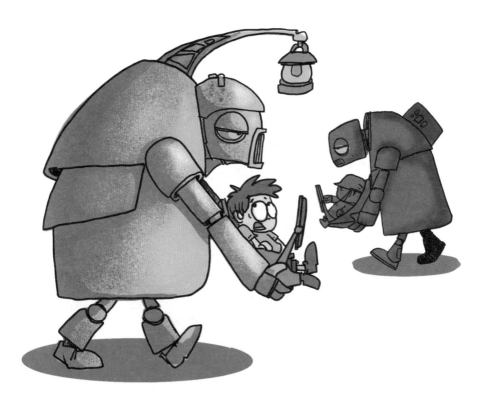

机器人仆人随手把玻璃屏幕放在了我们的面前。

　　"欢乐镇已经变成了机器镇，到底发生了什么？"泽大声问道。

　　"近视魔王！"我们齐声说道。

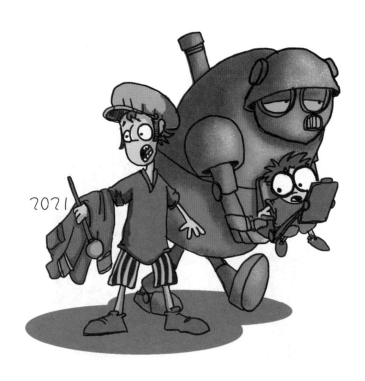

"在玻璃屏幕上输入小镇中心，机器人会带我们去那儿的，赶紧！"泽刚从一番折腾中反应过来，对我们这样说道。

　　很快，我们就看到一个看起来很有地位的巨型机器人站在我们面前。

　　"欢迎你们，我是机器人尼科。我的朋友霍根在他……崩溃前联系了你，请跟我来。"

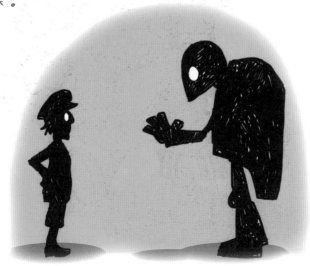

第三章
机器故障

抬着我们的机器人好像都知道尼科是主管，它们都跟着尼科走。

"大家都沉浸在自己的玻璃屏幕中！"泽看看自己的周围说道。

泽德叹息道："他们虽然在真实的生活中，可他们都沉浸在虚拟的世界里！"

"啊！"远处传来一阵惊叫。

"机器人都疯了！"另一个声音大喊道。

突然，我的周围乱成一团，我被搡在了地上。

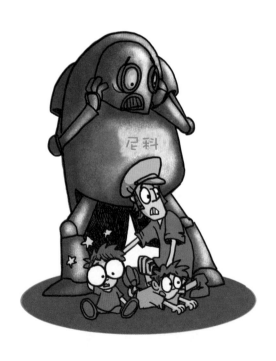

"哎哟！"我疼得叫了出来，我看向四

周，泽德摸了摸头，泽拍了拍屁股。

除了尼科，所有的机器人都被关闭了！

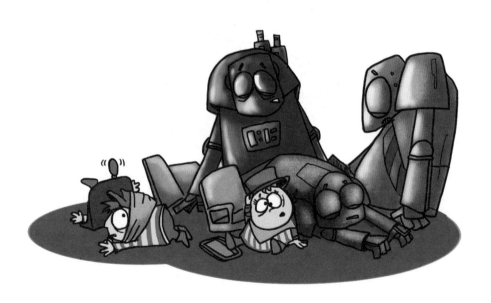

"快帮帮我！我正在用玻璃屏幕联系我的妻子。但是，啊呀，我的玻璃屏幕不工作了！"一名男子一边跑向我们一边喊着。

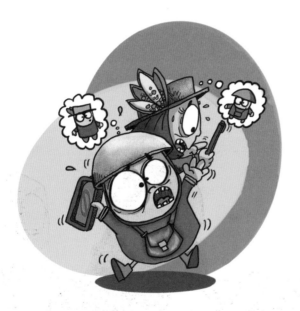

其实，他的妻子就在他的右边！

泽德一把拉住他的胳膊。

"别着急！你可以跟她说话，她就在你旁边呀！"

喀喀喀!

一名女子正在愤怒地敲打着自己的玻璃

屏幕。

"我的机器人不动了! 我的玻璃屏幕也

死机了! 怎么办, 唉, 我现在怎么回家呀?"

泽朗她走了过去。

"你为什么不抬头看看路标呢? 它们可

以指引你找到回家的路!"

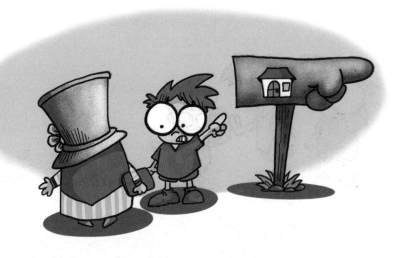

"快让开！"

一个跟泽德和泽差不多年纪的男孩，跑过来把我们推开，因为我们的上空有一架摇摇欲坠的机器人直升机。

哐当！！！咔滋咔哒！！！

吱扭吱扭！！！

直升机在我们跟前坠毁了，吓得我们目瞪口呆。

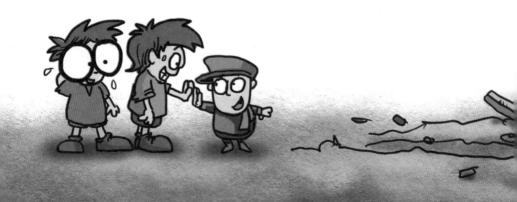

"嗨！谢谢你救了我们。"我舒了一口气说。

　　"嗨！不客气。噢，你就是普拉诺教授吧？还有你们，泽德和泽？我是你们的超级粉丝！我叫威尔基。"

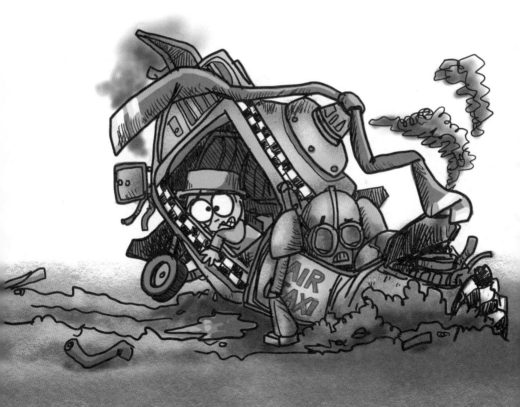

"各位，没时间多聊了，要抓紧时间！"

尼科加快步伐，赶紧在我们前面引路。

我们来到机器镇边缘的一栋空荡荡的大

楼里。

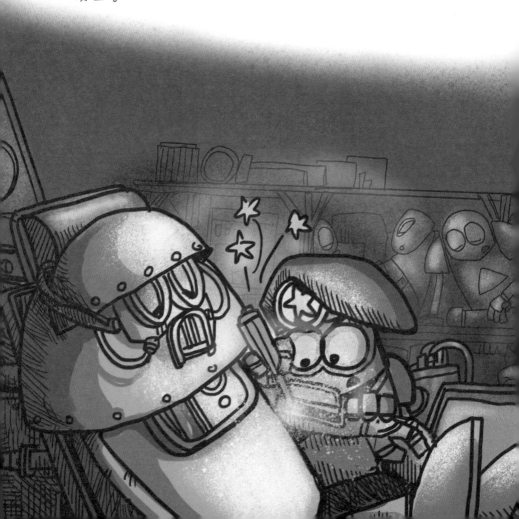

"哇哦！"当泽走进去的时候，他惊讶极了，双眼简直要从眼镜后瞪出来了。

"喔，天哪！这到底是什么情况？"泽德张大嘴巴感叹道。

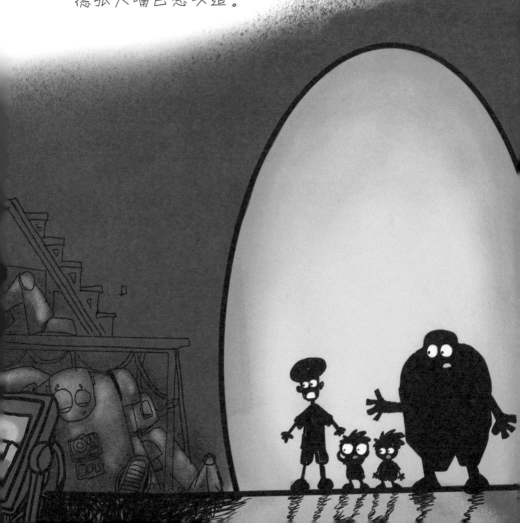

尼科开始讲话了。

"近视魔王对我们进行了编程，安排我们每天24小时都要工作。我们组建了机器人自卫队，正在关闭所有的机器人和玻璃屏幕。"

尼科中断了一会儿，看了看霍根。

"我们需要休息，不然我们也都会崩溃的。"

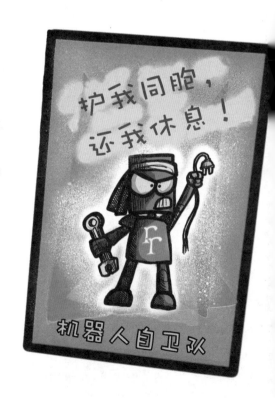

护我同胞，还我休息！

机器人自卫队

第四章
计划实施

"普拉诺教授!"威尔基在我们后面追了上来。

我们刚才太匆忙了，没有注意到他一直跟着我们到了这里!

"机器人需要你们的帮助。但是我……我们……人类更加需要你们的帮助!"

威尔基说着说着，肩膀就耷拉下来。

"自从近视魔王来到这个镇子，我的世界就发生了天翻地覆的变化。大家都沉浸在自己的玻璃屏幕上，我的父母把我留给了机器人，让我的机器人照顾我！"

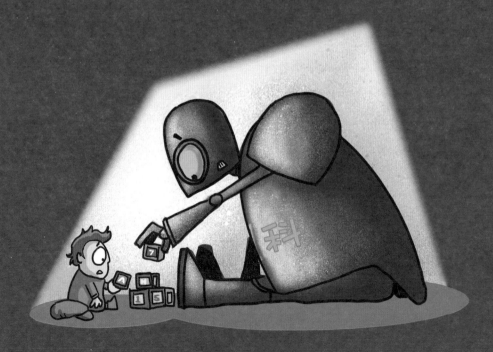

威尔基停了一下，擦掉眼泪。

"我想要我的妈妈和爸爸，我想他们回到我身边！"

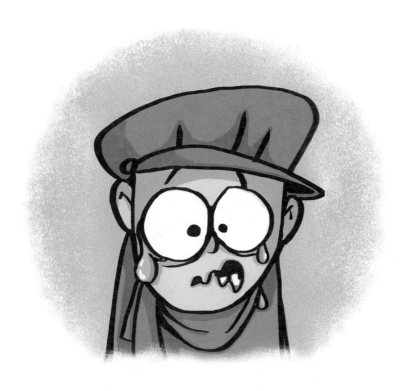

此时，我已经在脑海中想出了行动计划。

"尼科，你不用把机器一直关闭了。"
我说。

我拿出我的好视力秘方,开始向尼科解说。

"我们可以把好视力秘方输入到所有的
机器人和玻璃屏幕中!"

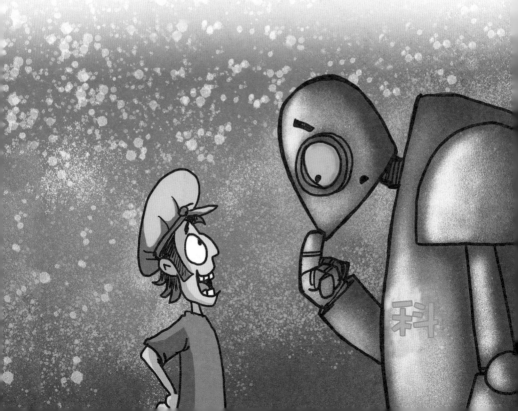

泽高兴得两眼放光。

"是的！下次系统升级时，我们可以编

到程序中！这个主意妙极了！"

"这样机器也都可以休息了！"泽德开

心地说。

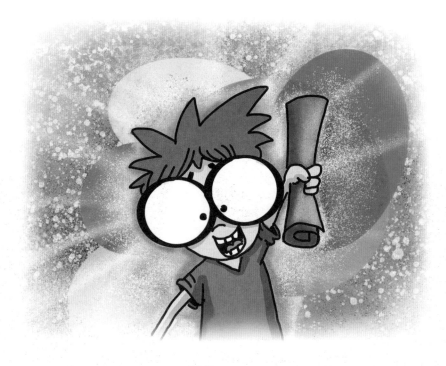

我们准备实施计划。

泽德和泽教威尔基使用好视力秘方，然后他们一起把我的宝球的能量激发到最大。

泽和尼科一起把好视力秘方编入到系统中。

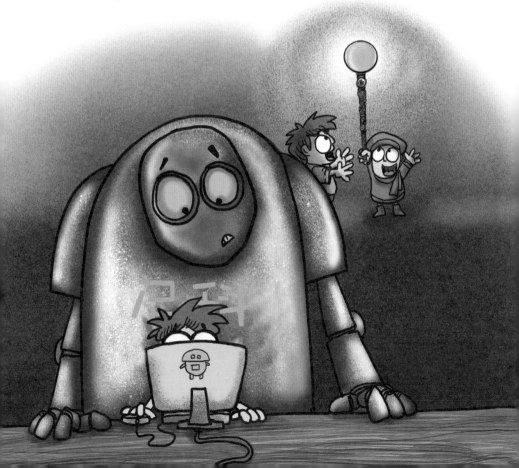

"教授，我们遇到麻烦了！"一个小时后泽喊道。

"虽然我们在系统升级中加入了好视力秘方，但是重启整个系统需要近视魔王的授权。"尼科说。

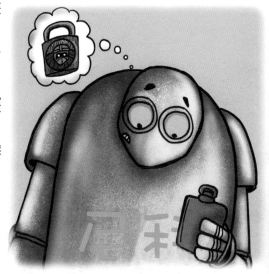

"没问题，"我回答说，"是时候进行计划的最后一步了！"

我拿出宝球递给尼科，它把宝球藏在身
体的一侧。

“尼科，把我绑起来。”

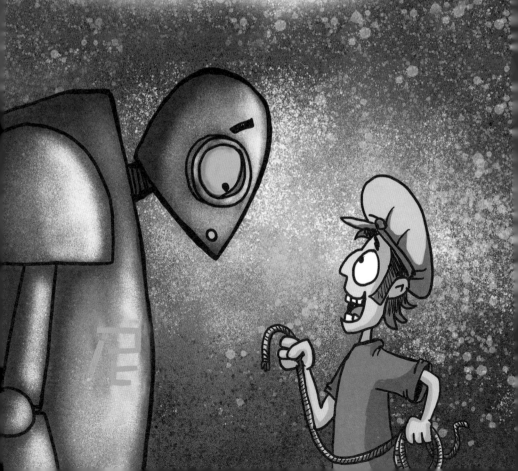

第五章
近视魔王的噩梦

尼科把我当做一名"囚犯"押到近视魔王的超级高科技堡垒中。

当我们到达顶端时，我还没看到他，就听到了他的声音。

"你这只没用的臭虫！快说话！醒醒，臭虫！"

通往城堡的自动感应门全都开着，大厅里乱糟糟一片。

近视魔王正在踢打身边这些没有生命的机器人。

"是你！"近视魔王震惊地看着我。

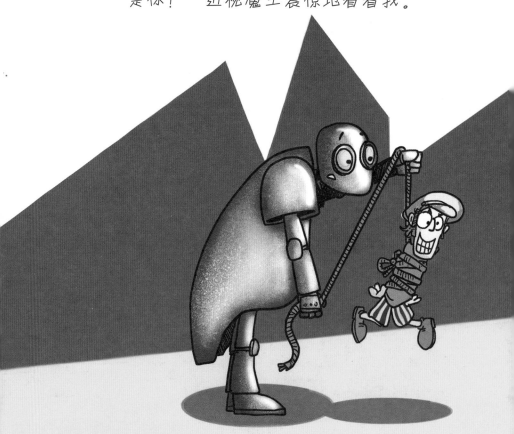

"主人，"尼科插嘴说道，"我们发现这个人试图入侵您的系统。"

"菩拉诺！是不是你关闭了我所有的机器？"当看到我点头时，近视魔王气得脸都涨红了。

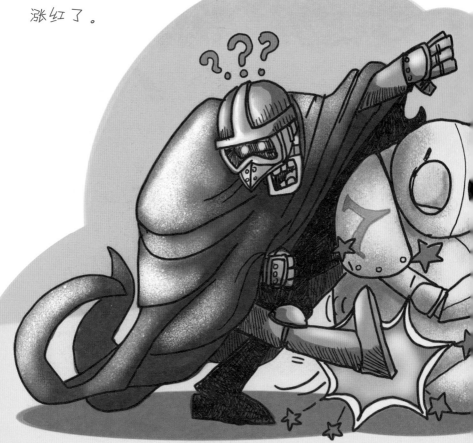

"干得好，尼科，抓住这个小丑，你立了大功！"

"普拉诺，你不知道吧，尼科是我的第八个管家机器人，最好的机器人！"

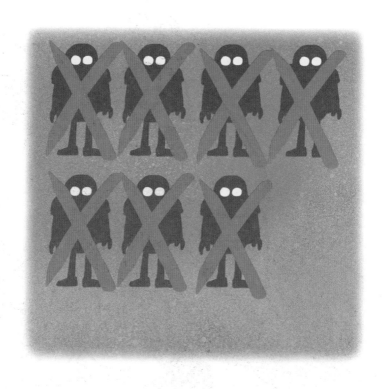

近视魔王轻松地谈论着他的机器人管家，好像在谈论天气一样。

　　"而我的第七号管家——霍根，昨天因过热崩溃了。"

　　"近视魔王，你的机器需要休息！机器镇的人们已经跟现实世界隔绝了！"我恳求地说。

　　近视魔王却一阵窃笑。

　　"这就是我想要的世界：让机器运转一切，人们只管沉迷于自己的玻璃屏幕。这是我最大的梦想！"

"尼科，"近视魔王命令道，"重启所有的机器，为了弥补它们的关机时间，给它们安排双倍的工作量！"

　　尼科走向主控制板，开始编入了好视力秘方的程序。

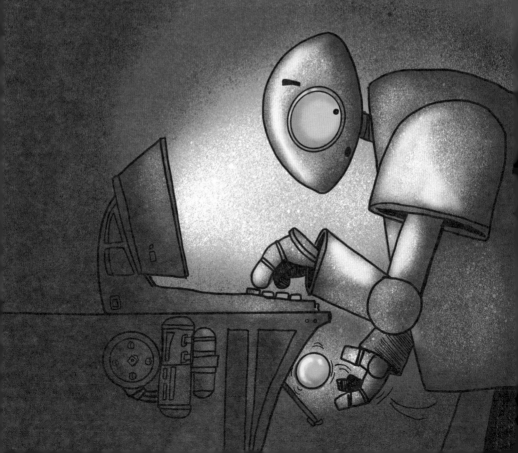

它小心翼翼地抬起了控制面板的盖子，然后把我的宝球放到了里面。

"近视主人，需要您的人脸识别密码，请。"

近视魔王走过去，主控制板闪着绿光，"重启"选项弹出。

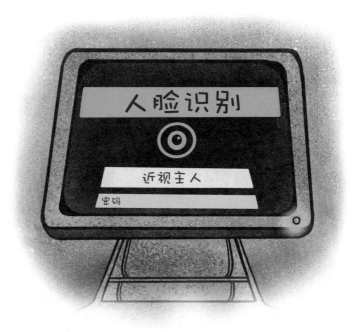

人脸识别

近视主人

密码

叮!

所有的机器人和玻璃屏幕都再次开机了。

当然，所有的屏幕都像我的宝球一样亮了起来，里面都配置了好视力秘方！

"什么？怎么回事？到底怎么回事？"近视魔王大喊着走向了控制面板。

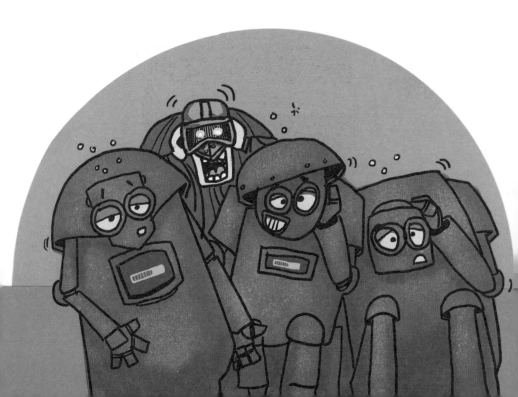

就在这个时候，泽德、泽和威尔基一起跑进了大厅。

泽冲过来解开了我的绳子。

“不！”当近视魔王掀起控制面板的盖子时，他看到了我的宝球，顿时招他气得上气不接下气。

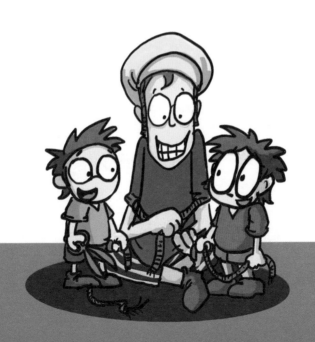

他一招拽出宝球！

"保持距离！休息眼睛！拥抱户外！"
男孩们兴奋地大喊。

你猜怎么着？机器人也一起大喊起来。

"自控力！"大家都喊了起来。

有了大家的好视力超能力，宝球在近视
魔王的手中火花四溅，迸发出了明亮的光芒，
一下就把近视魔王击飞到房间的另一边！

"啊啊啊啊啊！哎呦！哎呀呀！"

他摔到了角落里的一大堆玻璃屏幕上。

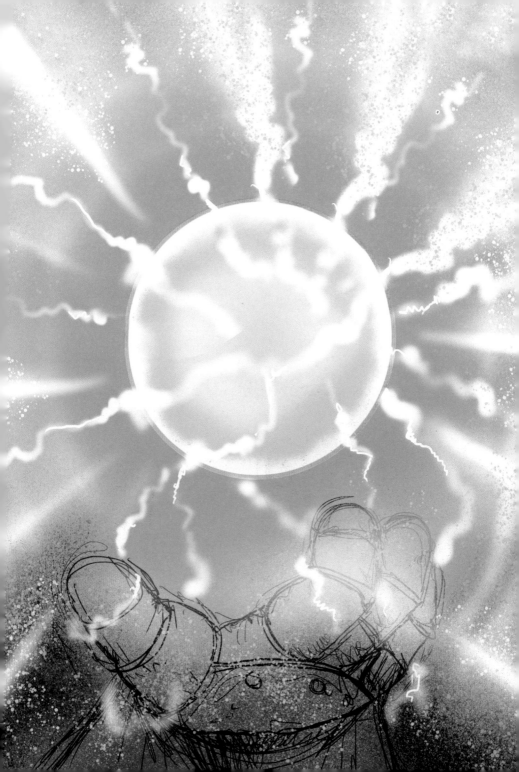

"使用玻璃屏幕时，请与您的眼睛保持距离，主人。"尼科礼貌地说。

　　泽德和泽发出一阵大笑。

　　"这是近视魔王最大的噩梦！"泽捡起发光的宝球时，还忍不住咯咯地笑。

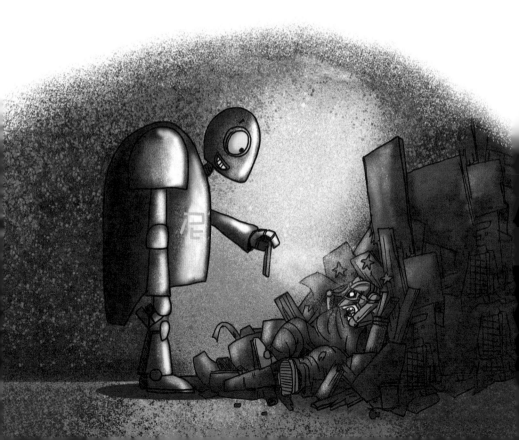

威尔基朝我走过来。

"谢谢你，普拉诺教授！你救了我们所有人！"他感激地说。

我笑了，说："是的，以后就靠你们自己了——机器镇的人们，不，应该是，欢乐镇的人们！"

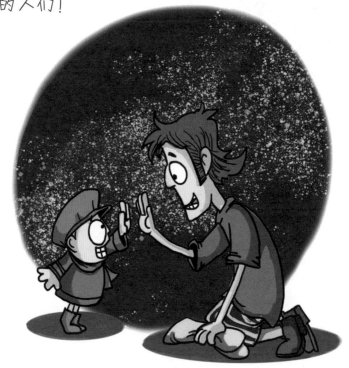

莫博士健康小知识

莫·迪拉尼博士（简称"莫"）：文中

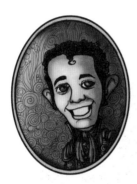 普拉诺教授的原型，一位世

界领先的预防近视专家。他

一直致力于研究如何帮助孩

子保护视力，也为孩子们提

供了拥有好视力的秘方：

眼睛与书本或设备要保持一定距离

适当的休息

户外运动

自控力

然而，他也发现由于电子设备和互联网的过度使用，随之也产生了一些问题，这些问题不但伤害着我们的眼睛，同时也让我们产生了许多心理健康方面的问题。这是一个全球性问题。为此他与很多机构合作共同研究，希望寻找方法能够帮助到更多的孩子。

过度游戏

网络游戏给人们提供了一种娱乐的方式，它是一种休闲娱乐的方式，也是一种释放精神压力的渠道。然而过度沉迷于游戏会给我们带来非常大的危害。过度游戏和长时间使用电子设备不但影响我们的视力，同时还干扰我们的日常生活，它不仅挤占了陪伴家人、户外游戏和完成作业的时间，还会影响我们的睡眠、体育活动和饮食习惯。如果这一问题得不到解决，可能会导致"游戏成瘾"，2018年，世界卫生组织（WHO）已将其正式列为一种疾病。

如果你发现游戏占据了你的日常生活，而你明知道要停止游戏，却欲罢不能，请寻求家长和相关专家的帮助。

网络欺凌

网络欺凌，是指一种在网上生活中发生的欺凌事件，是网络时代的新现象。即指人们利用互联网做出针对个人或群体的恶意、重复、敌意的伤害行为，以使其他人受到伤害。这一现象在青少年及未成年中亦多有发生，且危害性较成人更甚。随着社交网站的盛行，"网络欺凌"开始演变成全球的浪潮，成为越来越严重的社会问题。这种现象对青少年会造成巨大的心理伤害，影响我们的健康成长。

如果你正在遭受网络欺凌，请一定要告诉你的父母或者老师。他们能够帮你阻止欺凌行为，并且制定计划让你脱离欺凌圈。必要时，请寻求专业人士的帮助。

过度依赖智能设备

随着科技的发展，人工智能设备的普及和使用给我们的生活带来许多的便利。然而随之而来的是，我们越来越依赖这些智能设备。我们花费大量的时间来面对这些电子屏幕，成为了"低头族"。这使得我们和现实社会脱节。我们正在丧失建立人际关系的能力，丧失对非语言情感表达的回应能力。同时，智能设备的使用很大程度上削弱了陪伴家人的质量，甚至引发了家庭冲突。

我们应该适度地使用智能设备，放下手中的电子设备，多和父母、朋友交流，到户外去，到大自然中去。

完成我的
保护视力测试

《拯救摩克镇》

普拉诺教授发现泽德和泽拥有_____

_____超能力。

为了激发这种对抗近视魔王的超能力,

他需要让孩子们练习:

1._____,

2._____,

3._____。

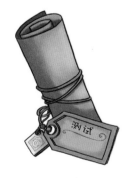

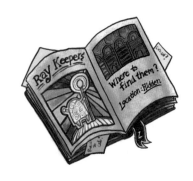

《光线守护者》

在去彩虹崖的路上，普拉诺教授、泽德、泽遇到了＿＿＿＿＿＿。他们发现近视魔王正在把＿＿＿＿＿放进他们的玻璃屏幕。他们三人找到了＿＿＿＿＿，然后带回了紫光，人们也可以再找到紫光。

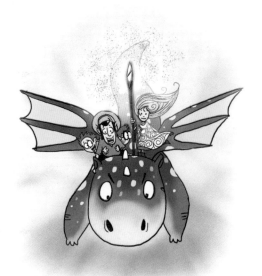

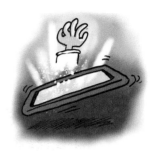

《永不结束的游戏》

网镇的孩子们被困在＿＿＿＿＿的游戏中。当他们试着救出孩子们时，＿＿＿＿＿被卷入游戏中，＿＿＿＿＿＿＿＿和＿＿＿＿＿也被一起拉了进去。他们发现了一些线索，走到尽头对抗游戏大师，他其实就是＿＿＿＿＿＿＿＿＿＿。菩拉诺教授发现了第四种秘方，叫做＿＿＿＿＿。

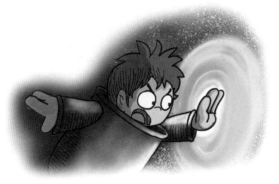

《网虫的袭击》

网虫袭击了树维镇，为了

练习_____秘方，_____设

计了一项计划，打败了网虫，当他

们与网虫面对面时，泽德、泽和孩子们意识

到_____不能伤害他们。

只要他们进行自我控制，

并且做的_____事，他们

总能拥有_____。

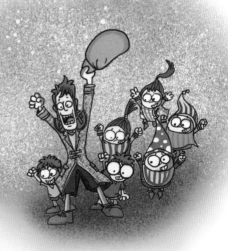

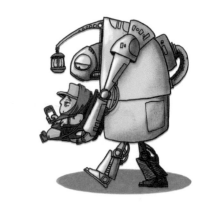

《机器故障》

　　欢乐镇变成了_____。这个镇子由_____控制，而且在现实生活中，没有人会和别人讲话，只能通过他们的_____屏幕。_____自卫队关闭了所有机器。普拉诺教授让泽德和泽帮助机器人尼科把_____秘方安装到了升级系统中，所以机器人和机器也能得到_____！

我的名字叫

_____

我保证努力保护好我的视力！

_____
（请在这里签名）